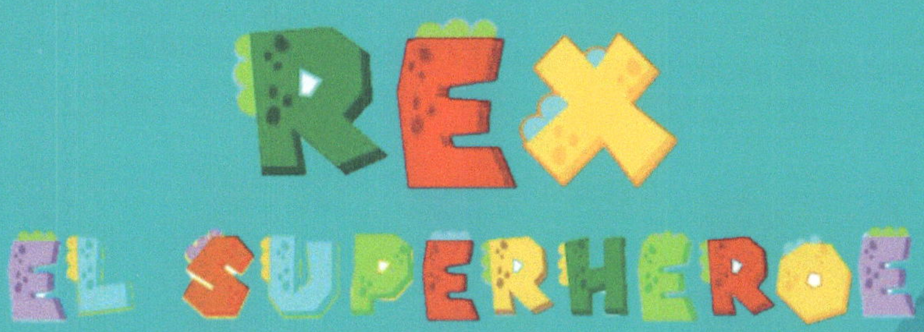

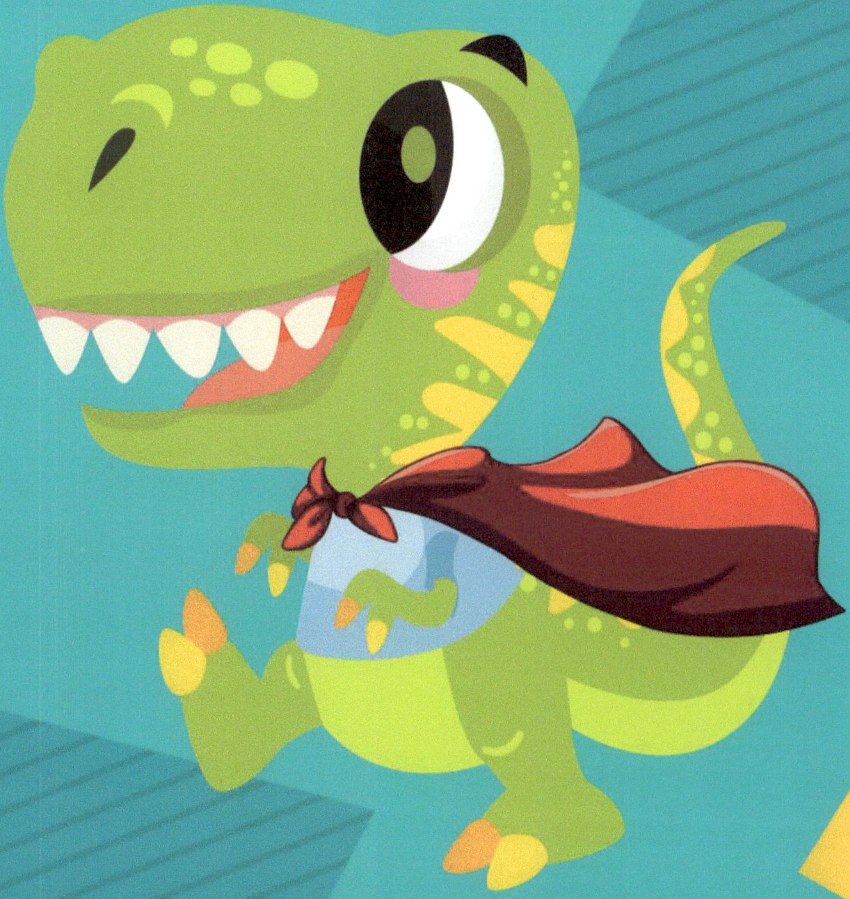

Katish Mira

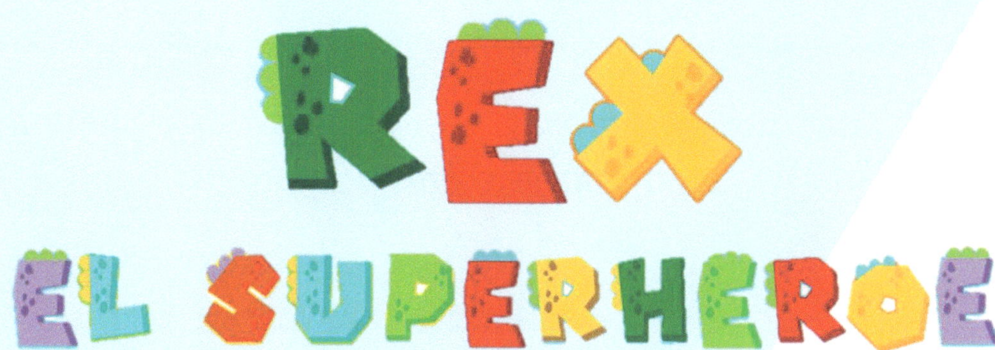

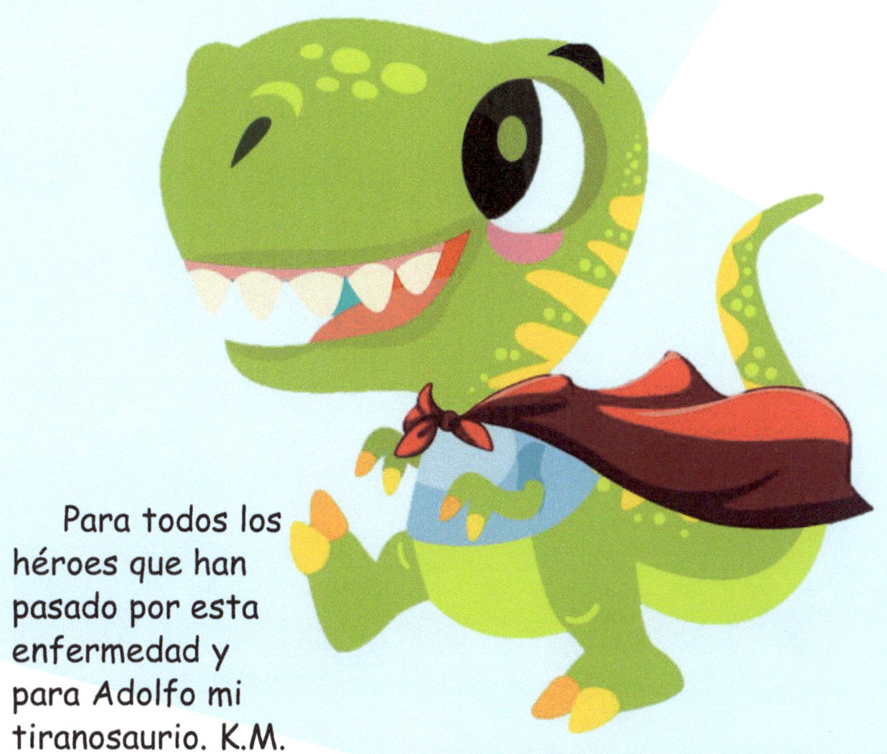

Para todos los héroes que han pasado por esta enfermedad y para Adolfo mi tiranosaurio. K.M.

Rex era un tiranosaurio feliz, que disfrutaba compartir con su familia y pasarla bien con sus compañeros.

Pero un día las cosas comenzaron a cambiar; el Tiranosaurio más pequeño de la casa ardía en fiebre.

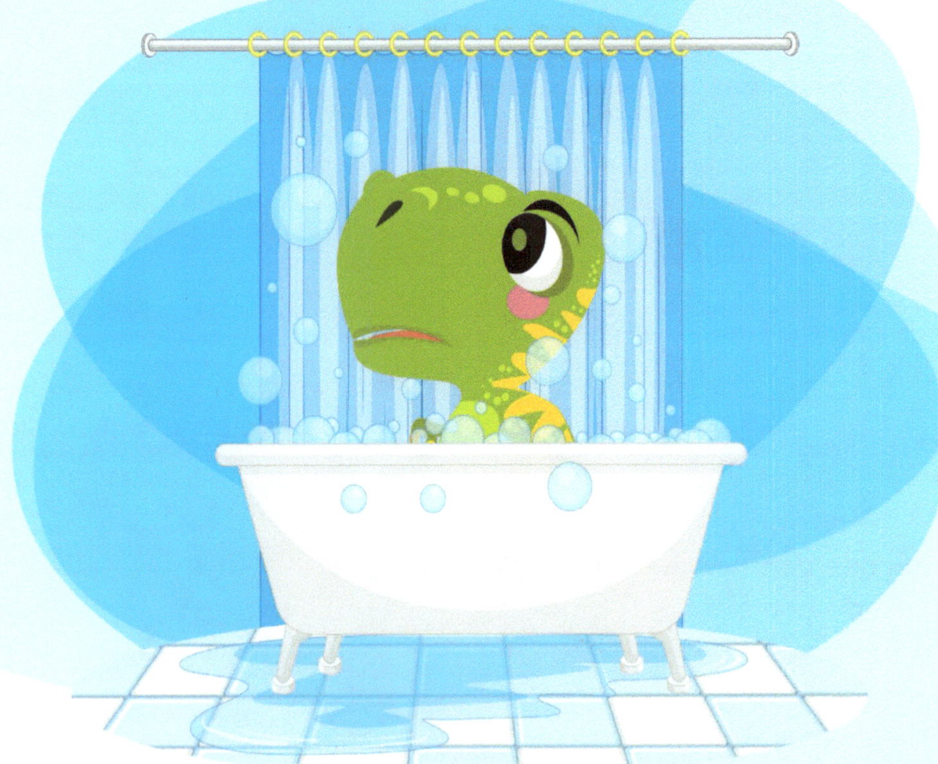

Sus padres preocupados le dieron un baño, pero nada parecía funcionar, Rex se sentía cada vez más débil.

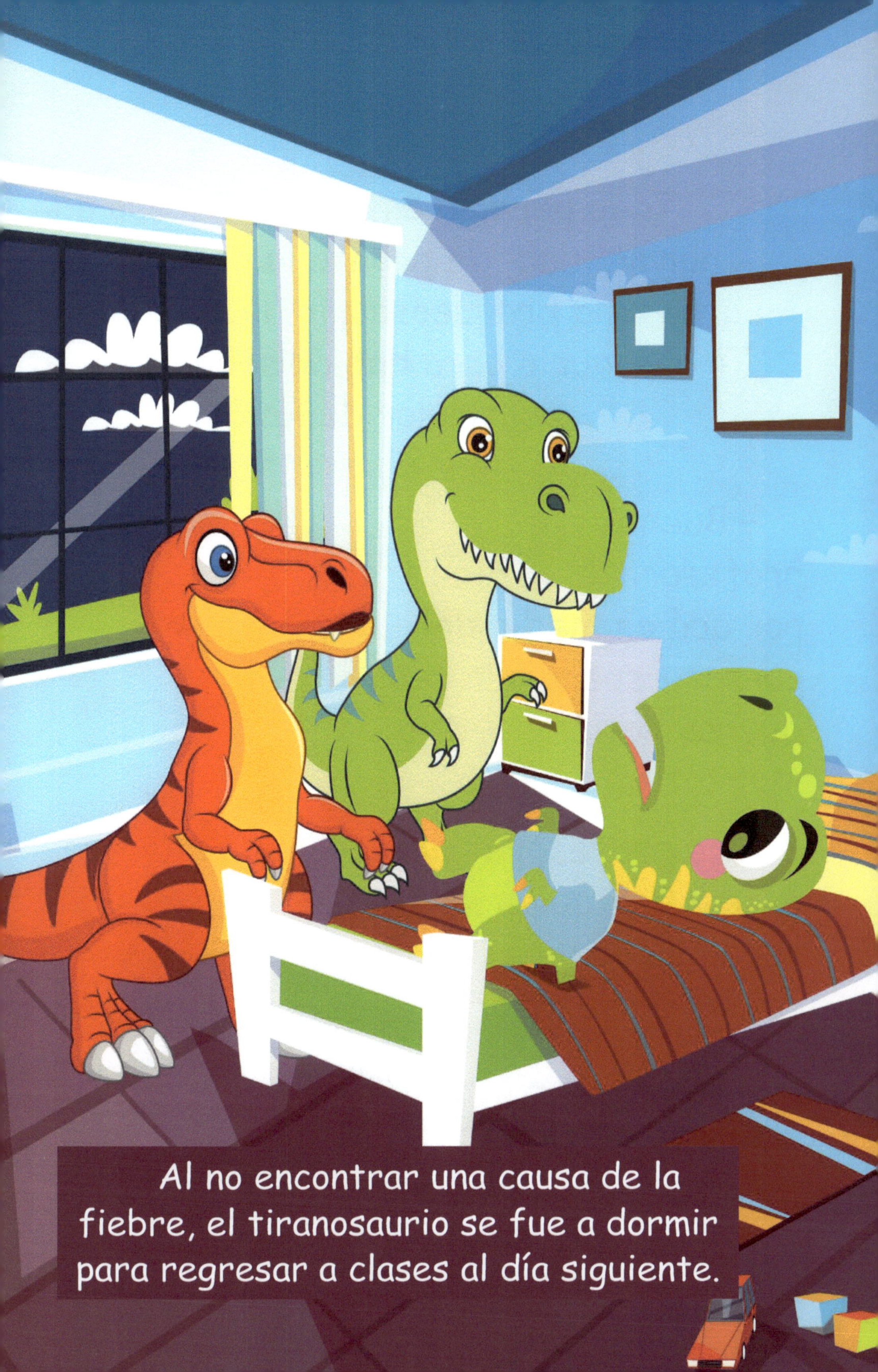

Al no encontrar una causa de la fiebre, el tiranosaurio se fue a dormir para regresar a clases al día siguiente.

Todo parecía estar de regreso a la normalidad, de pronto la profesora Larga, una braqueosaurio, llamó a Mamá Tiranosaurio para hablar sobre el caso particular de Rex.

—Buenos días, profesora. ¿Qué me trae por acá en medio del curso? Espero que sean buenas noticias —dijo Mamá tiranosaurio.

La profesora Larga miro a Rex quien se escondía detrás de las faldas de su madre.

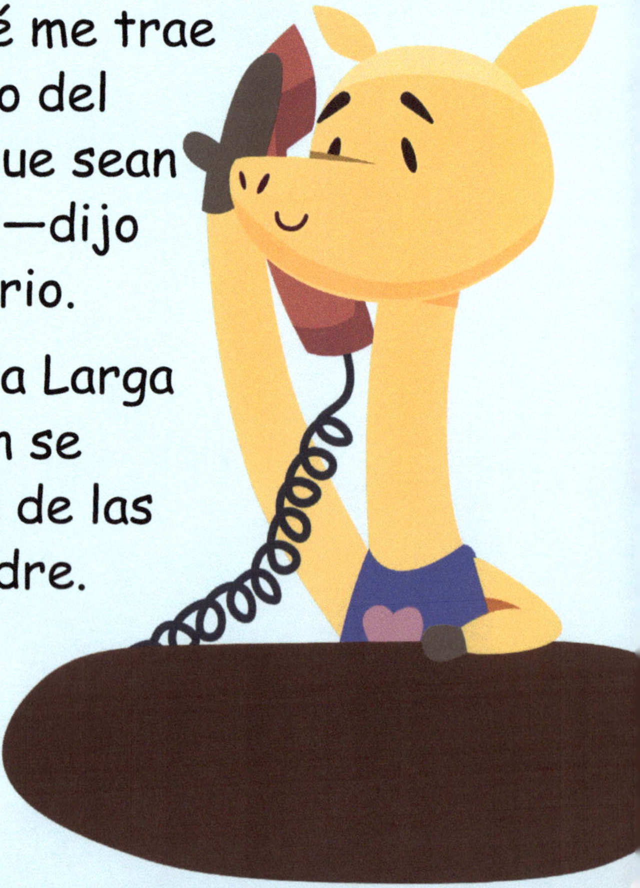

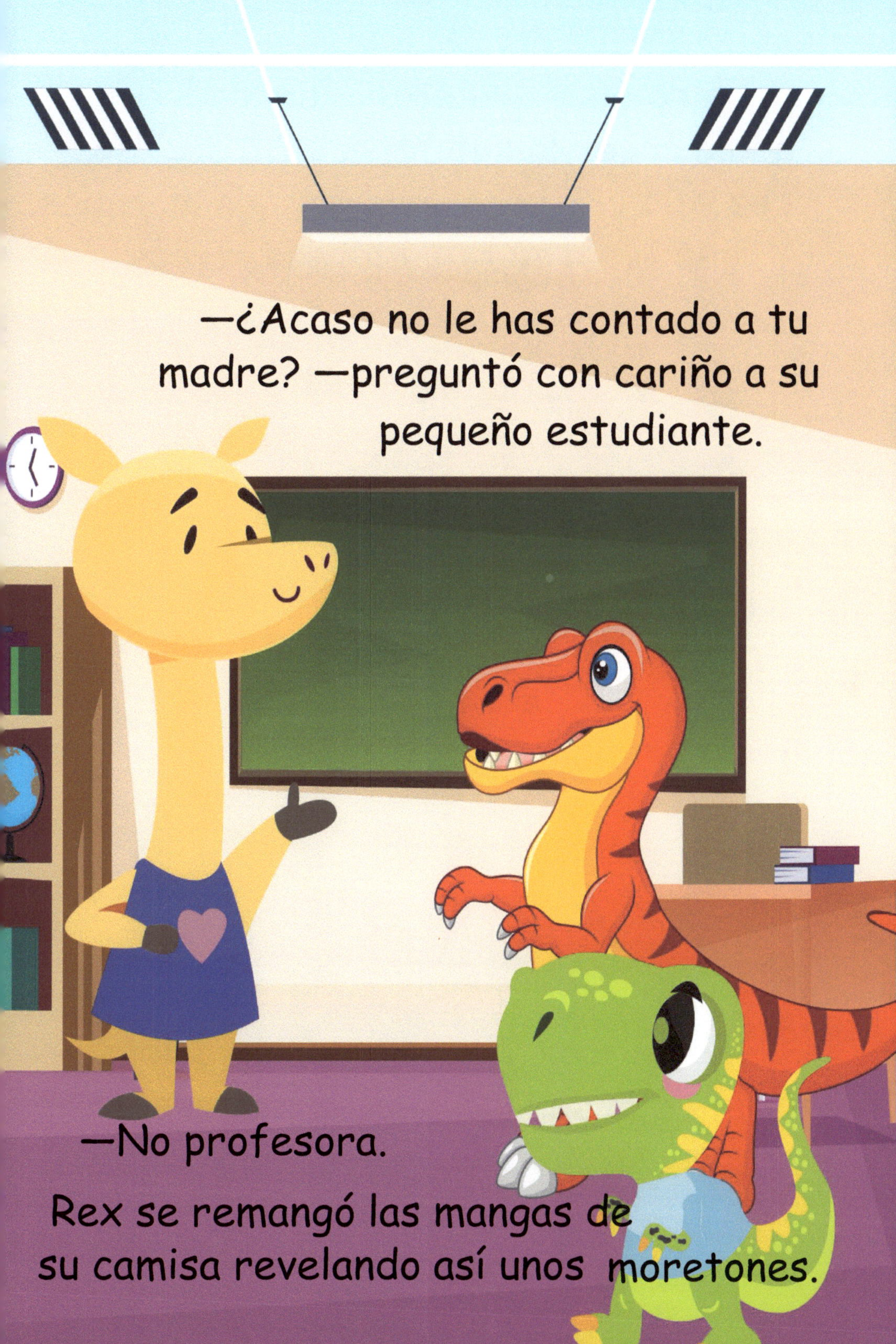

—¿Acaso no le has contado a tu madre? —preguntó con cariño a su pequeño estudiante.

—No profesora.

Rex se remangó las mangas de su camisa revelando así unos moretones.

—Pero ¿qué es esto? —La madre no podía creer lo que tenía ante sus ojos, pues veía con gran sorpresa los morados que tenía su hijo en toda la piel.

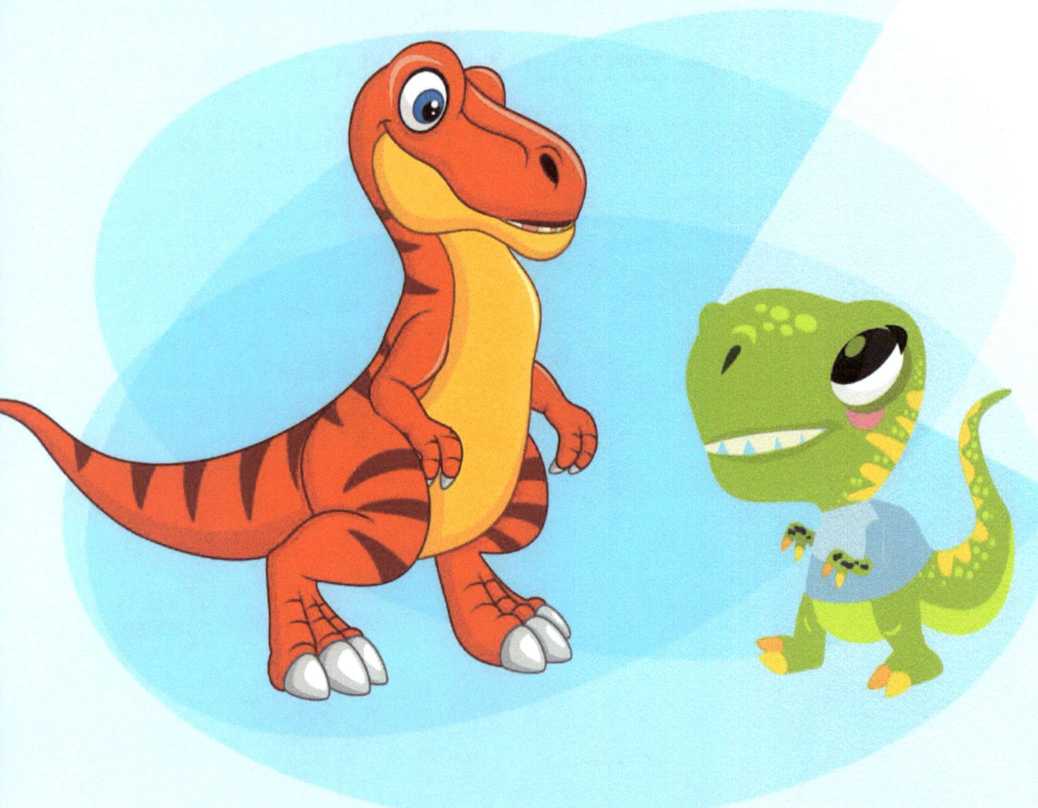

—Lo sé. Rex dice que no son golpes, insiste que son morados que aparecen por arte de magia —explicó la profesora.

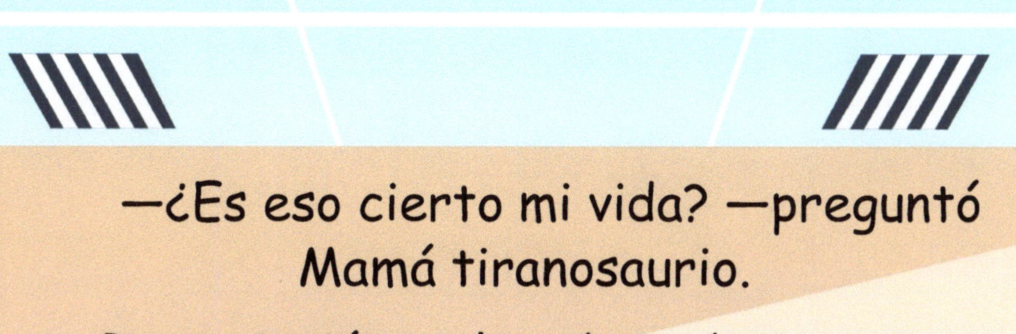

—¿Es eso cierto mi vida? —preguntó Mamá tiranosaurio.

Rex asintió con la cabeza baja pues no sabía bien que era lo que le pasaba.

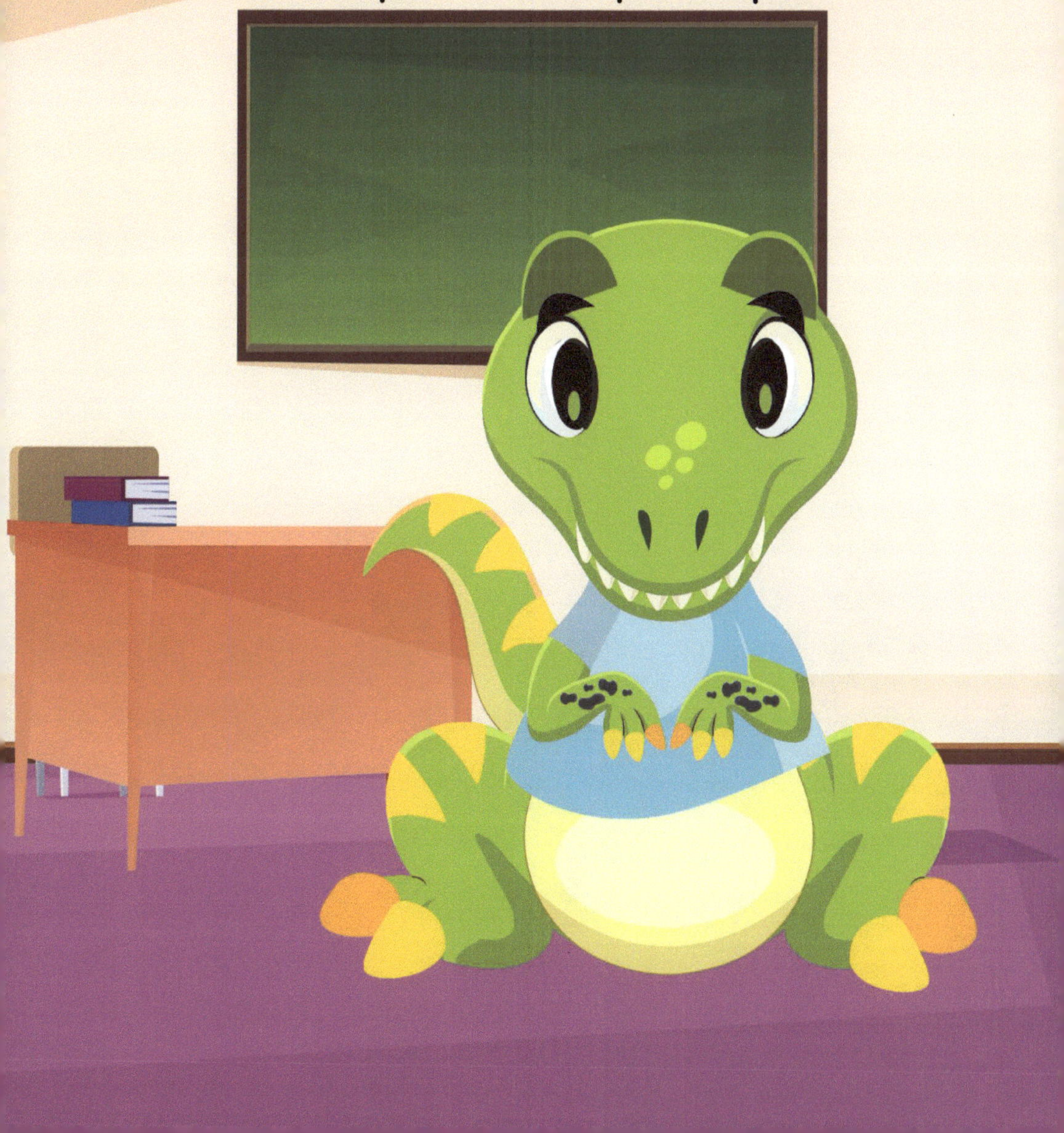

Los padres de Rex decidieron llevar a su hijo al médico.

Los doctores lo examinaron. Pero al no encontrar nada extraño le mandaron a tomarse unos exámenes de sangre.

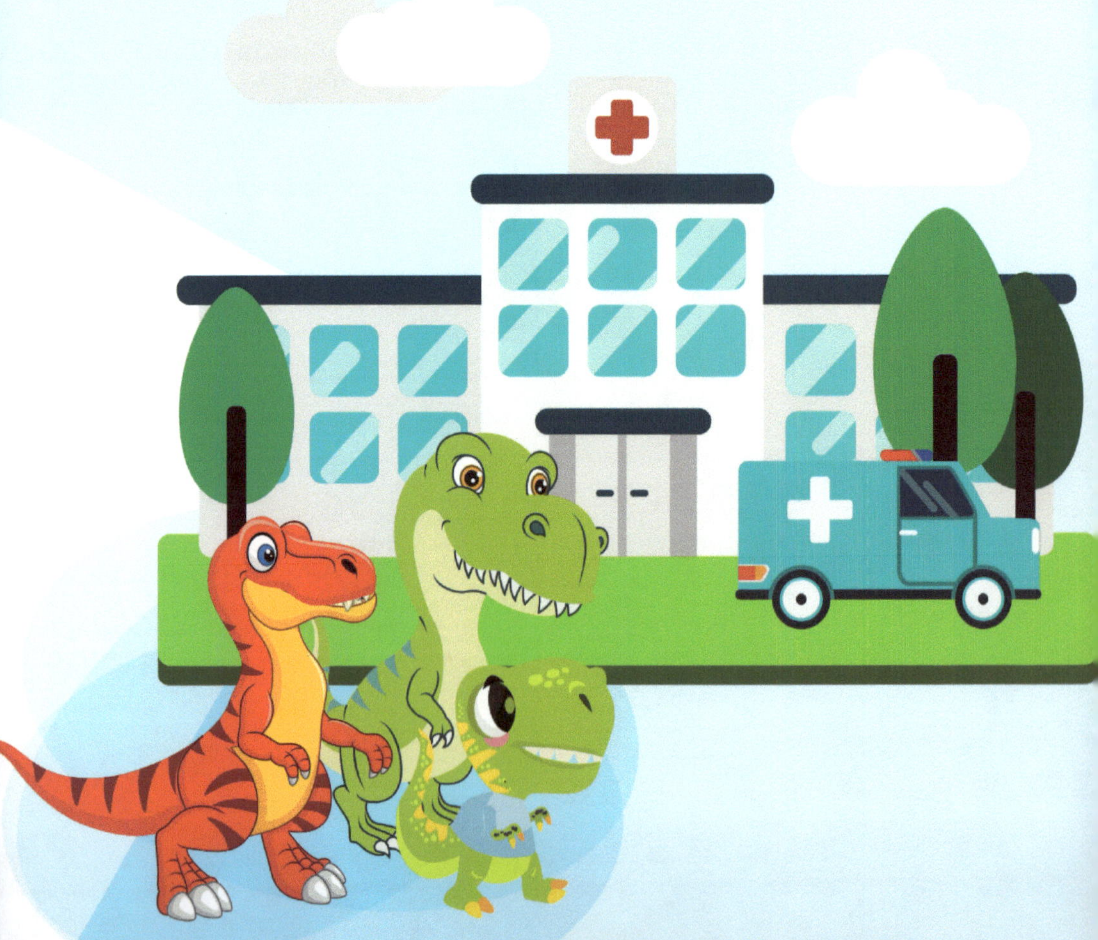

—Debes ser valiente, para lograr pasar esta prueba —le dijo papá tiranosaurio tomando su manito al ver la cara de temor de su hijo.

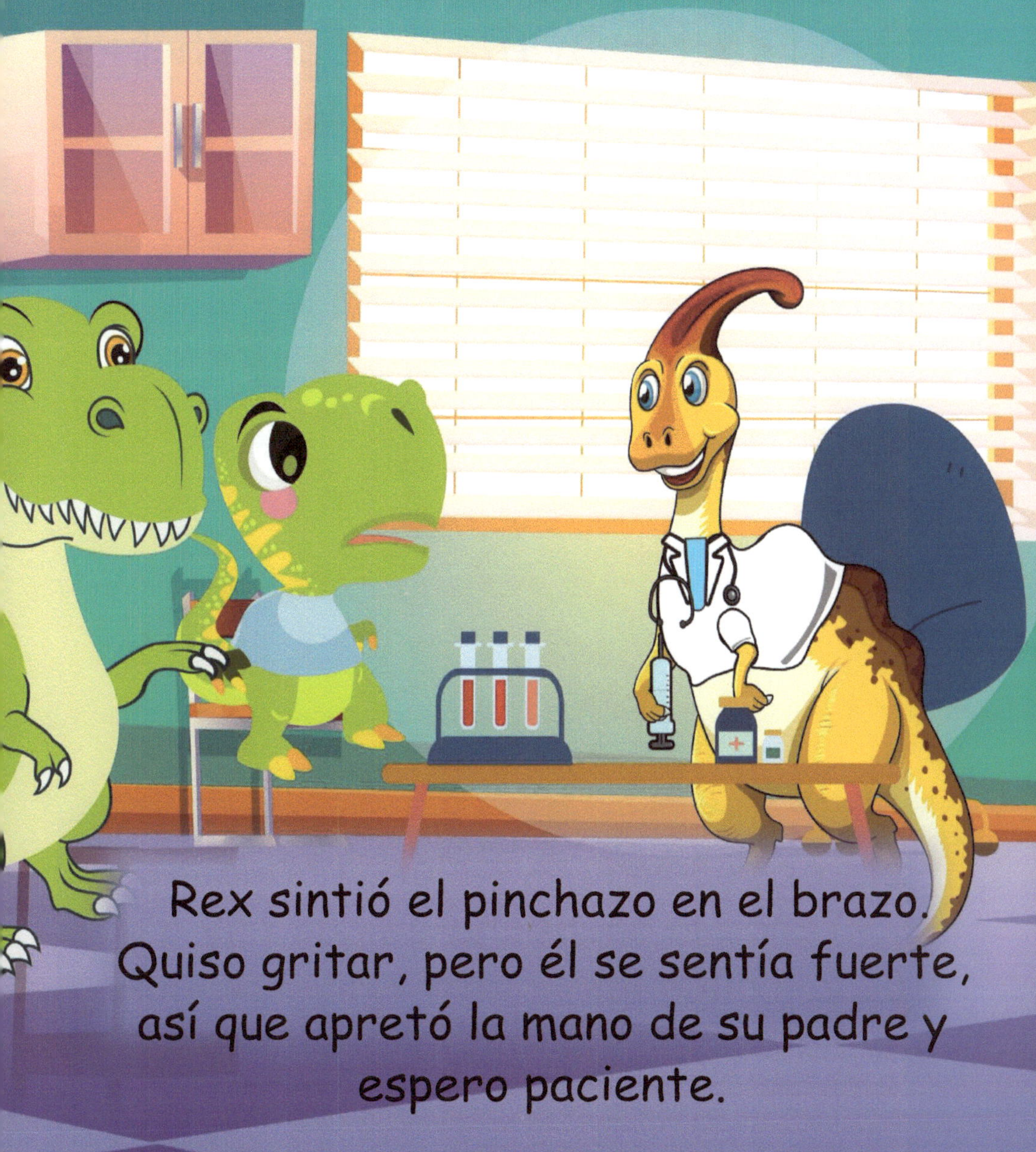

Rex sintió el pinchazo en el brazo. Quiso gritar, pero él se sentía fuerte, así que apretó la mano de su padre y espero paciente.

Al salir de allí, sus padres lo invitaron a un rico desayuno para olvidar el dolor del brazo.

Los padres de Rex fueron citados por el doctor Coritosaurio para hablar de los resultados.

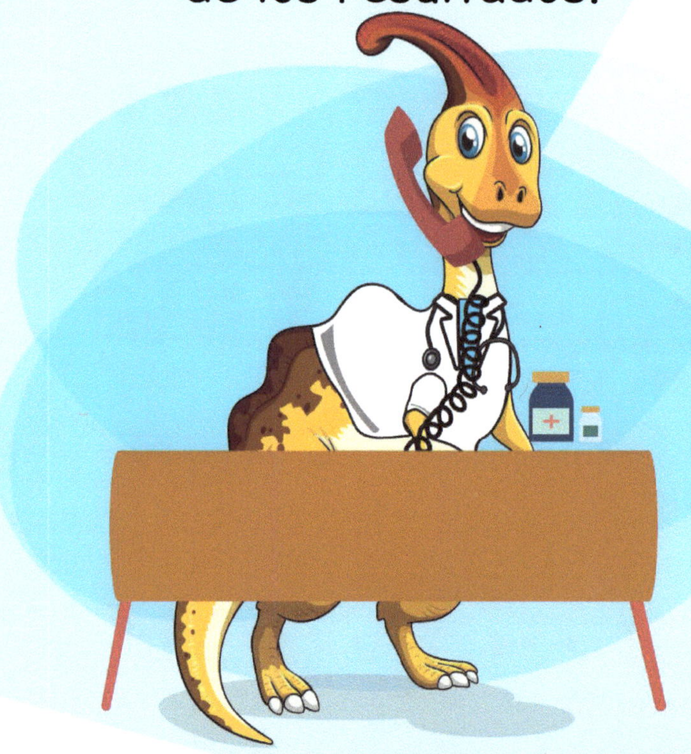

El Coritosaurio fue claro al decirles, —Tengo la sospecha de que hay algo desarrollándose dentro de Rex, que lucha contra sus glóbulos blancos.

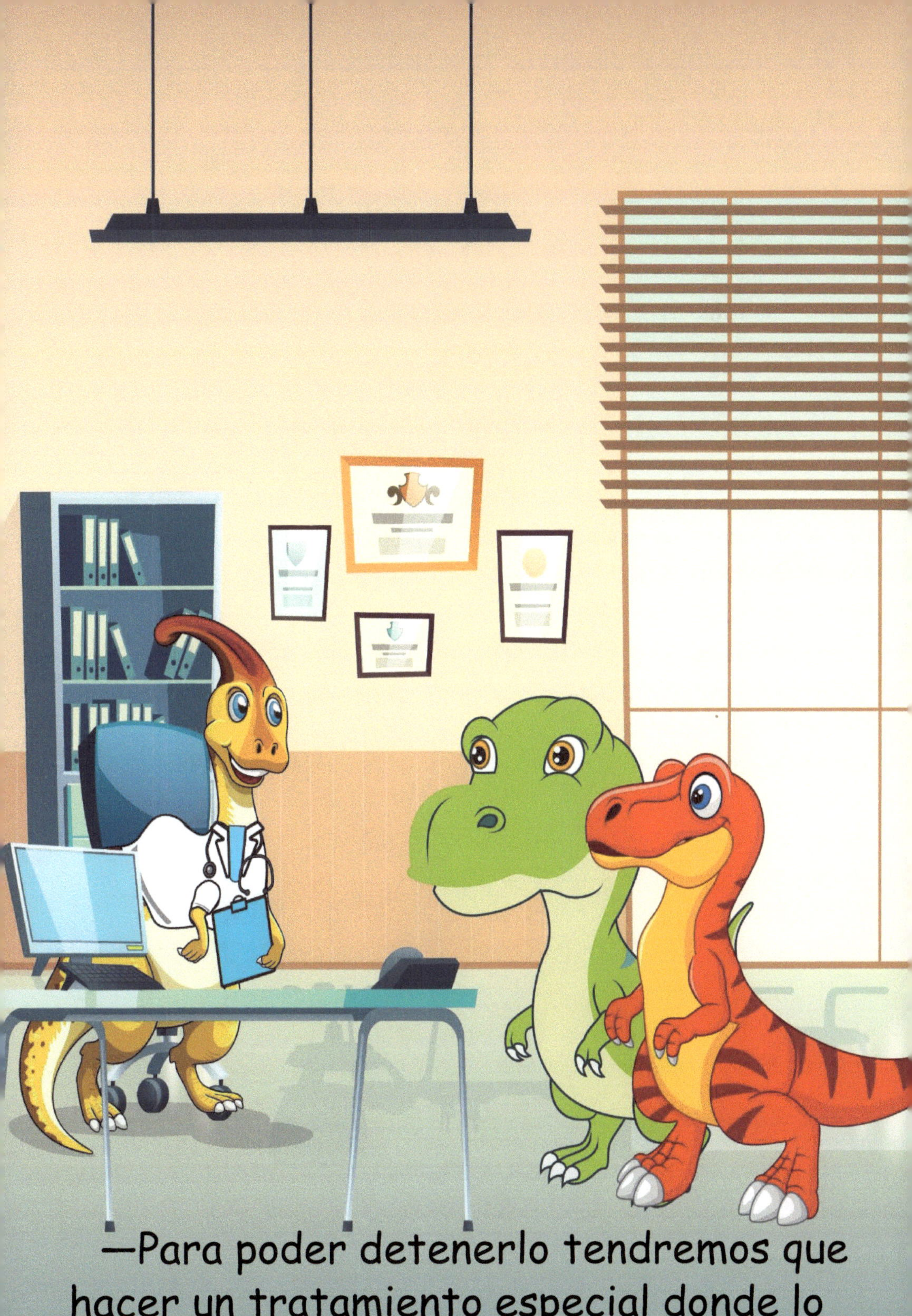

—Para poder detenerlo tendremos que hacer un tratamiento especial donde lo convertiremos en superhéroe.

Los papas de Rex comenzaron a llorar.

—Pero ¿por qué lloran? — preguntó el tiranosaurio que aún no podía de la emoción al pensar que pronto sería un superhéroe.

—Rex, es que para convertirte en superhéroe te tendrán que hacer más exámenes, pues los doctores tienen que asegurarse de que todo salga bien —le explicó Papá Tiranosaurio.

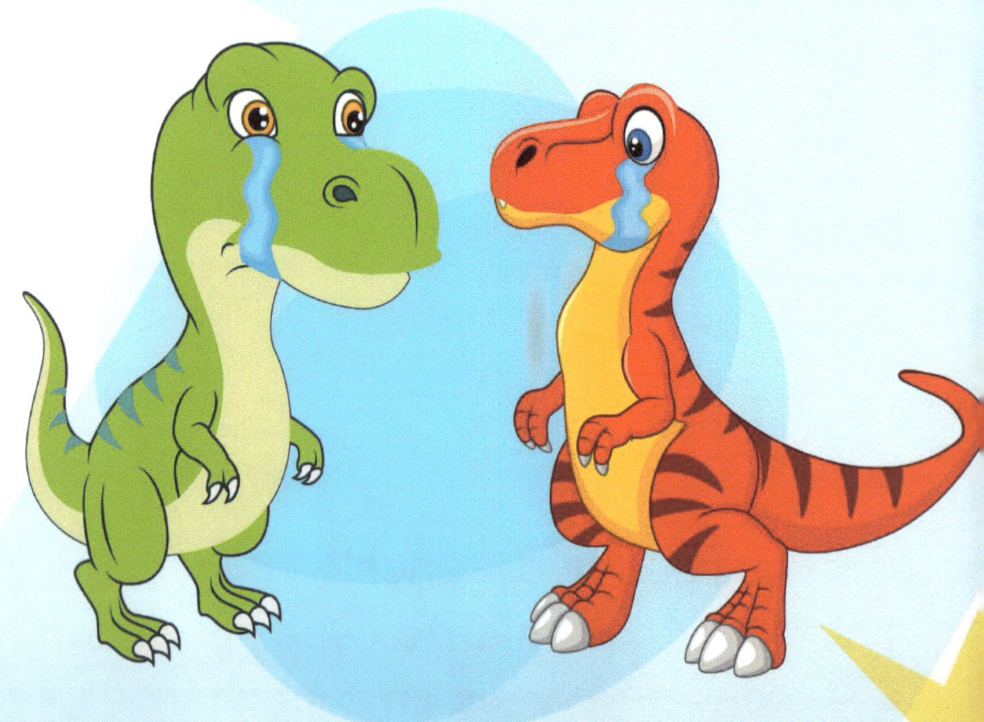

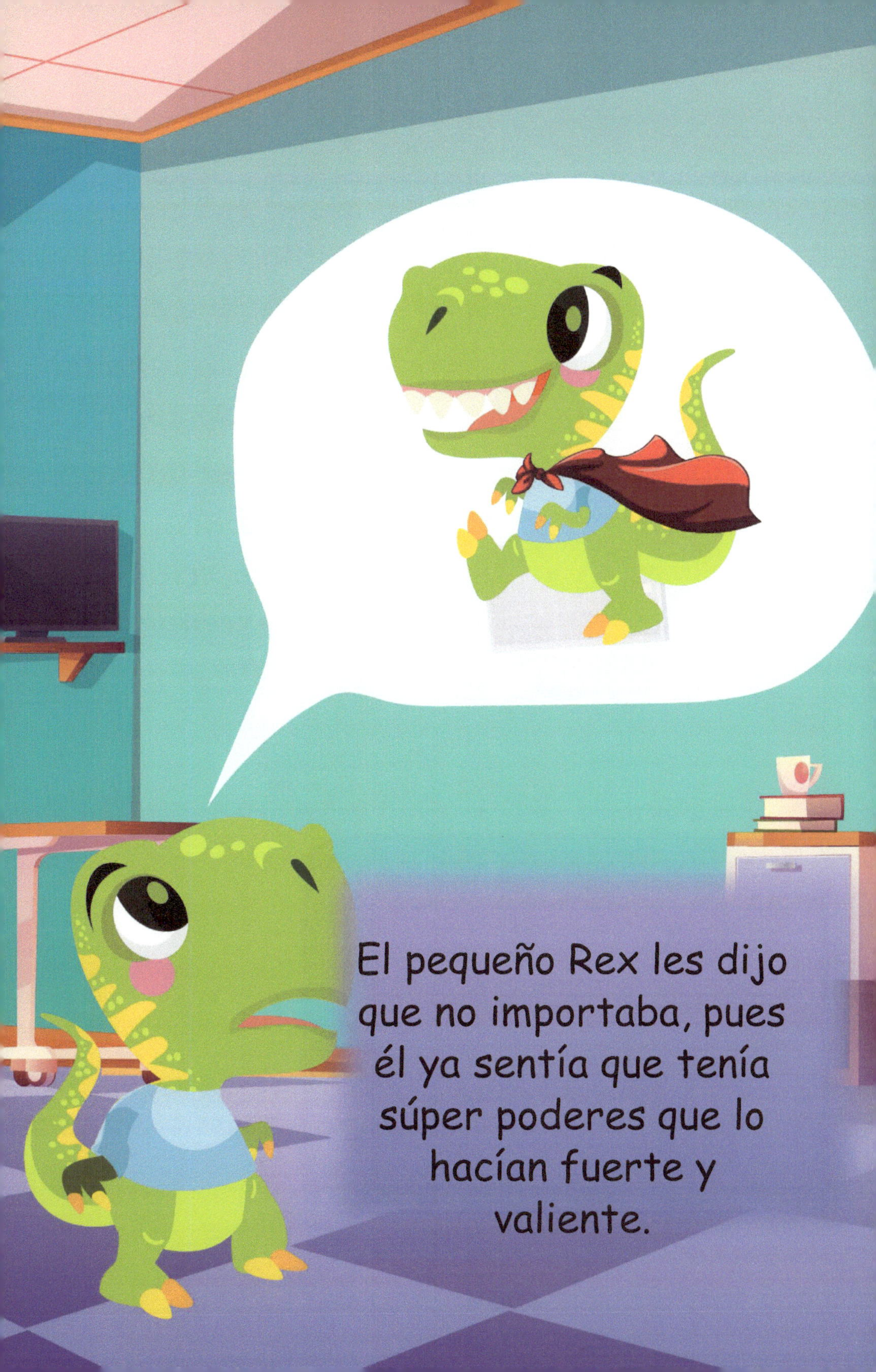

El pequeño Rex les dijo que no importaba, pues él ya sentía que tenía súper poderes que lo hacían fuerte y valiente.

La semana siguiente las enfermeras prepararon a Rex para dos exámenes.

Le explicaron que en un examen le extraerían una pequeña muestra de hueso pues los doctores querían ver que tan fuerte y poderoso eran sus huesos y otro en el que sacarían un líquido especial de su espalda.

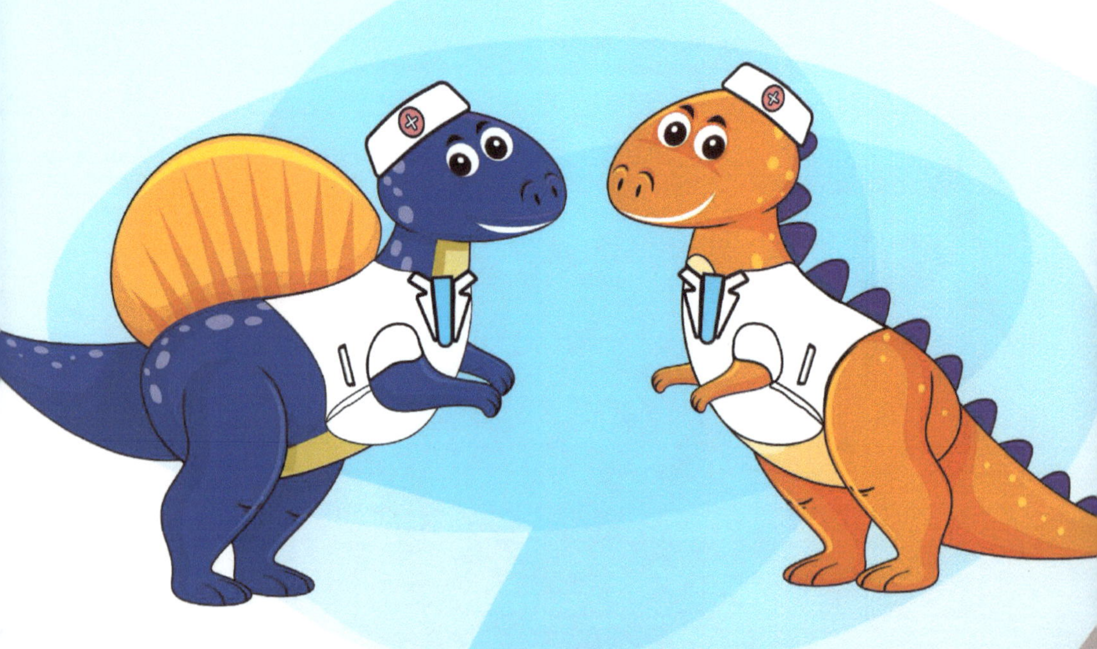

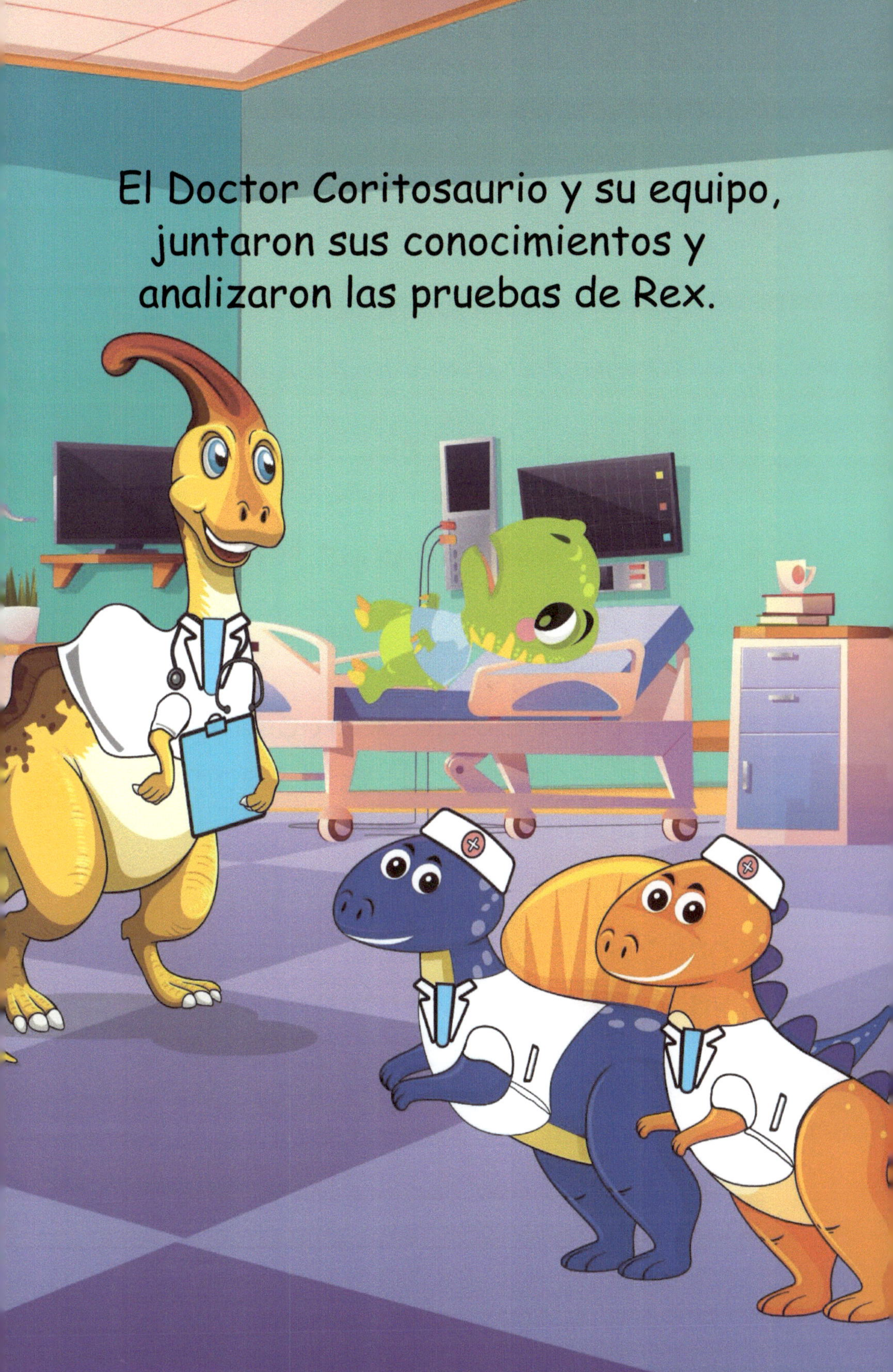

El Doctor Coritosaurio y su equipo, juntaron sus conocimientos y analizaron las pruebas de Rex.

Sorprendidos por sus hallazgos decidieron hacer más exámenes. Querían tomarle unas tomografías para ver por dentro de Rex.

—Tengo miedo de todo lo que me hacen —confesó Rex a su madre.

—Tener miedo hacer parte del proceso, pero recuerda que tú eres valiente —lo reconfortó ella.

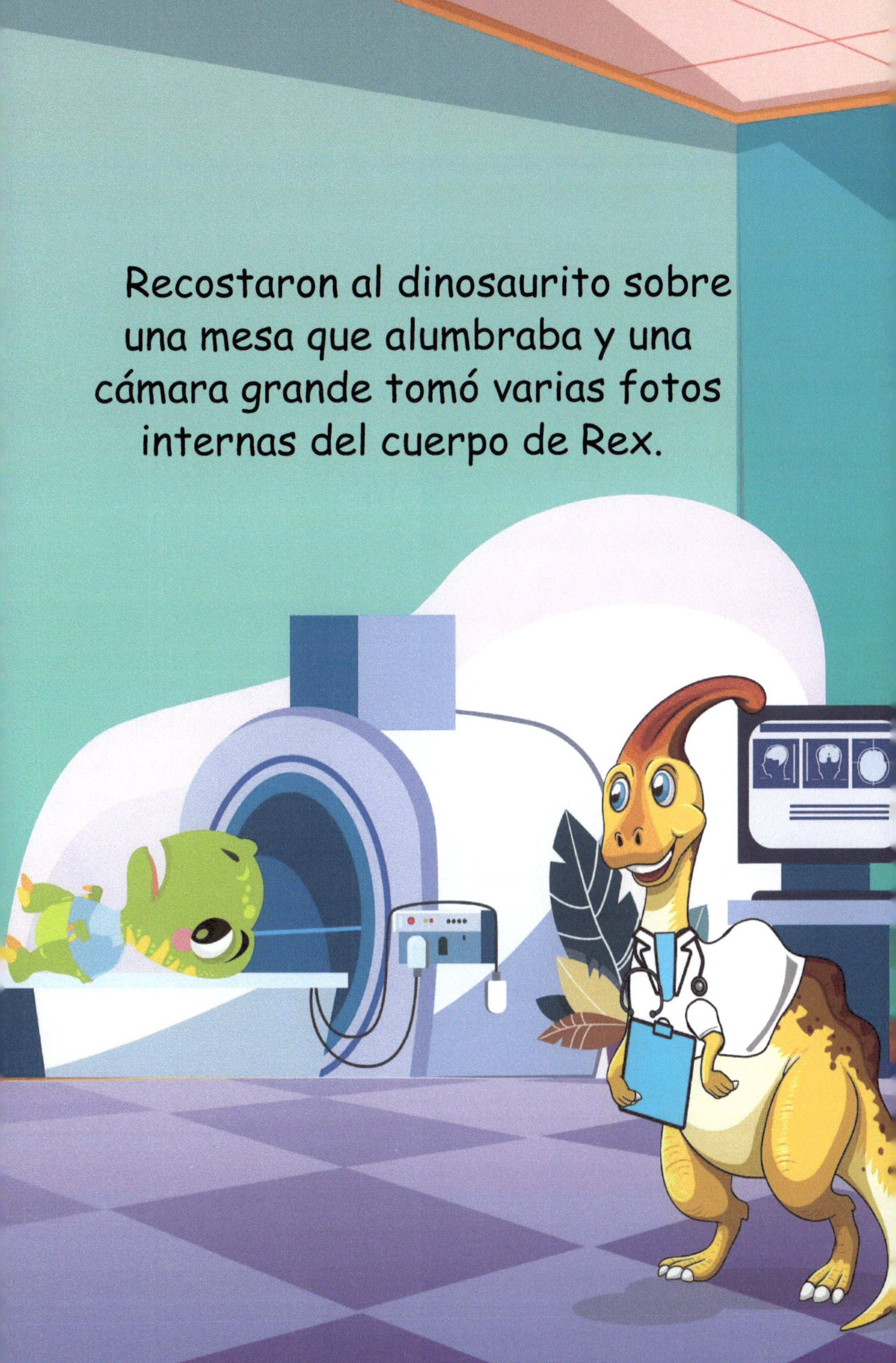

Recostaron al dinosaurito sobre una mesa que alumbraba y una cámara grande tomó varias fotos internas del cuerpo de Rex.

Rex se tuvo que quedar en el hospital por un tiempo ya que allí podían monitorear los cambios paulatinos del gran héroe.

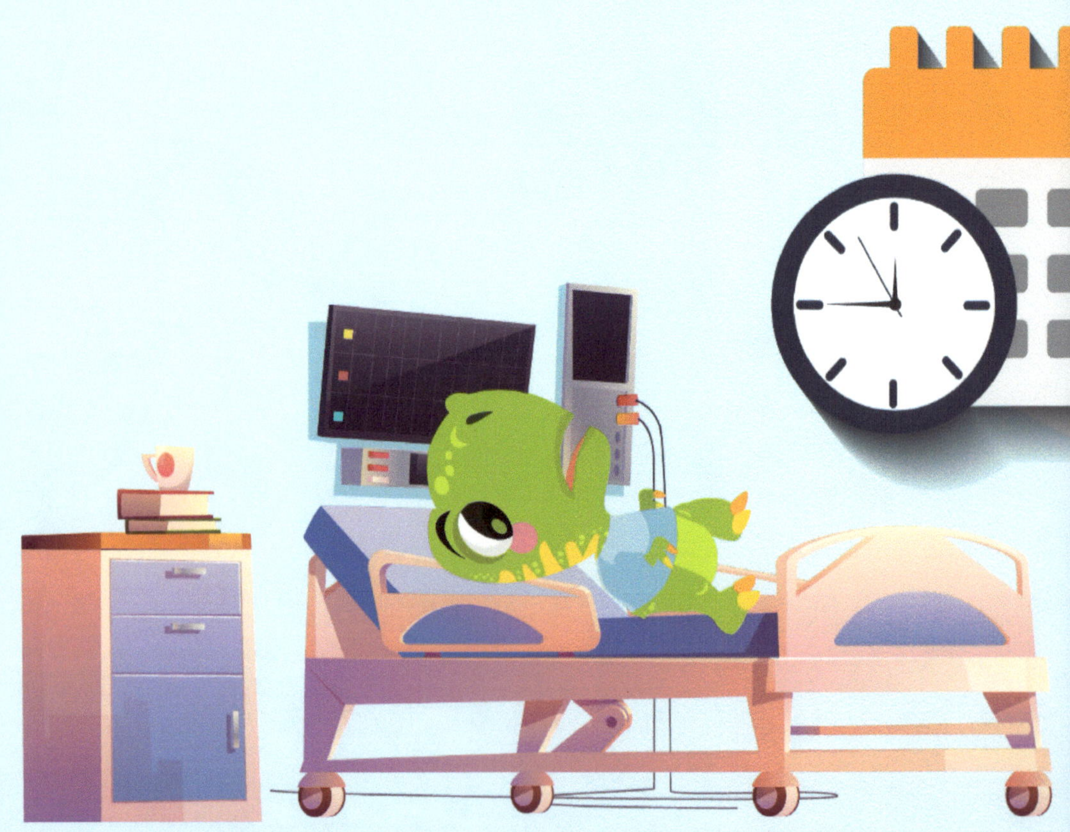

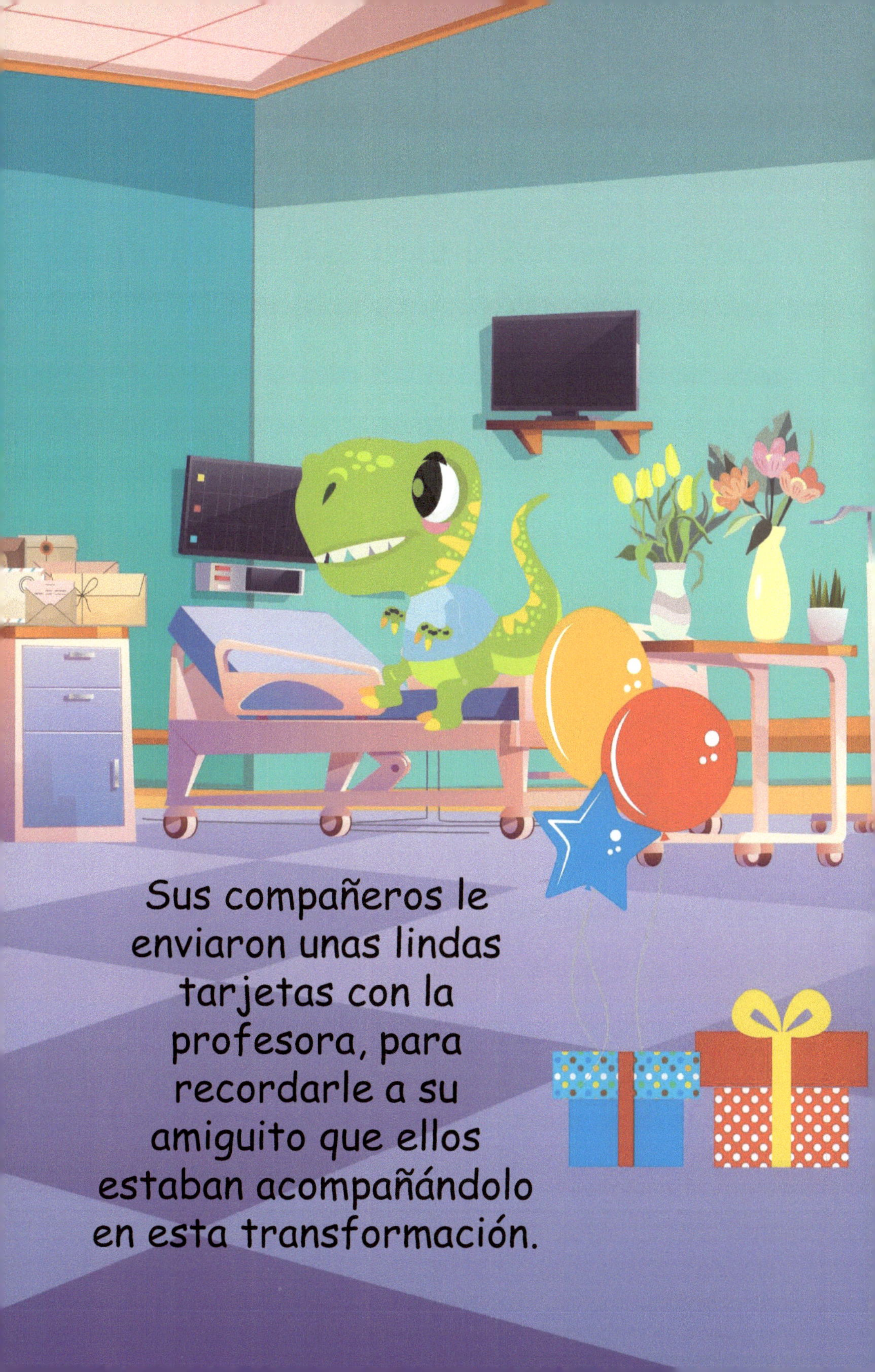

Sus compañeros le enviaron unas lindas tarjetas con la profesora, para recordarle a su amiguito que ellos estaban acompañándolo en esta transformación.

Definitivamente algo estaba mal en el cuerpo del tiranosaurio.

Los doctores iniciaron una quimioterapia que le ayudaría a eliminar su enfermedad.

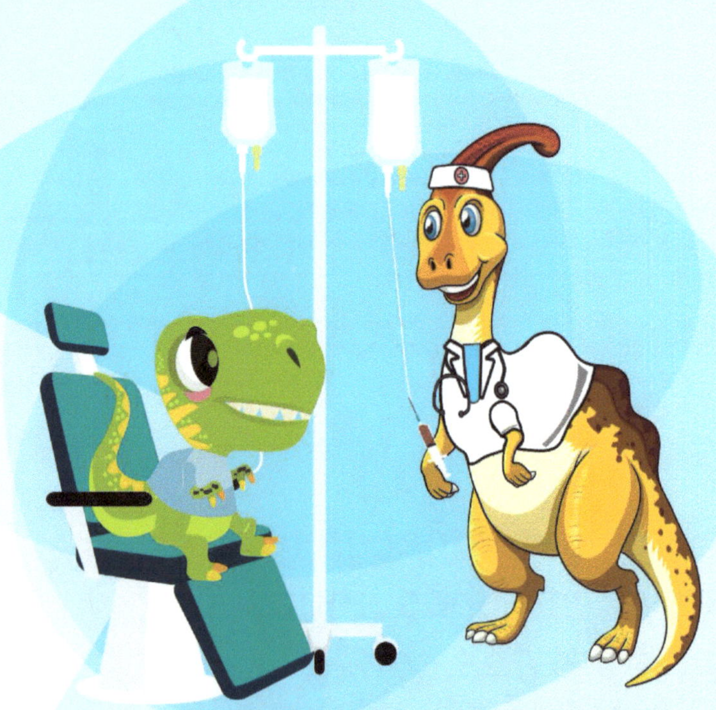

Sentado en un sillón, lo conectaron a unas bolsas que le pasaban un líquido frio por las venas de sus manitas pequeñas, las cuales lo hacían sentir muy débil.

—El cansancio que sientes es parte de la transformación en superhéroe —le explicó Papá Tiranosaurio.

Pronto Rex comenzó a verse en el espejo como un dinosaurio diferente al que alguna vez había conocido.

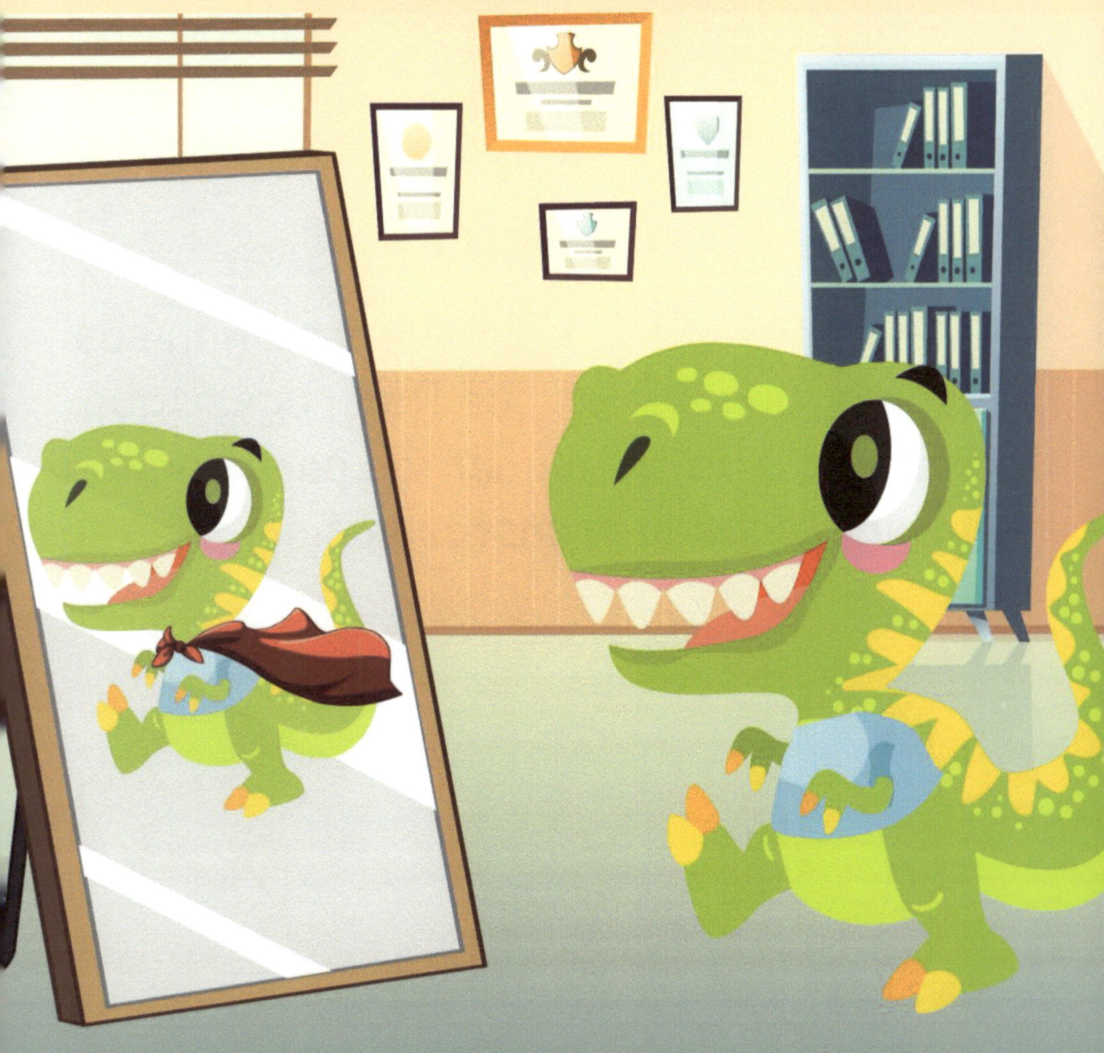

Primero perdió el cabello y luego el hambre. Como era un superhéroe su organismo no le pedía alimento.

—Tienes que comer —le insistían sus padres, que sabían que Rex necesitaba la energía de los alimentos para poder llevar a cabo la transformación.

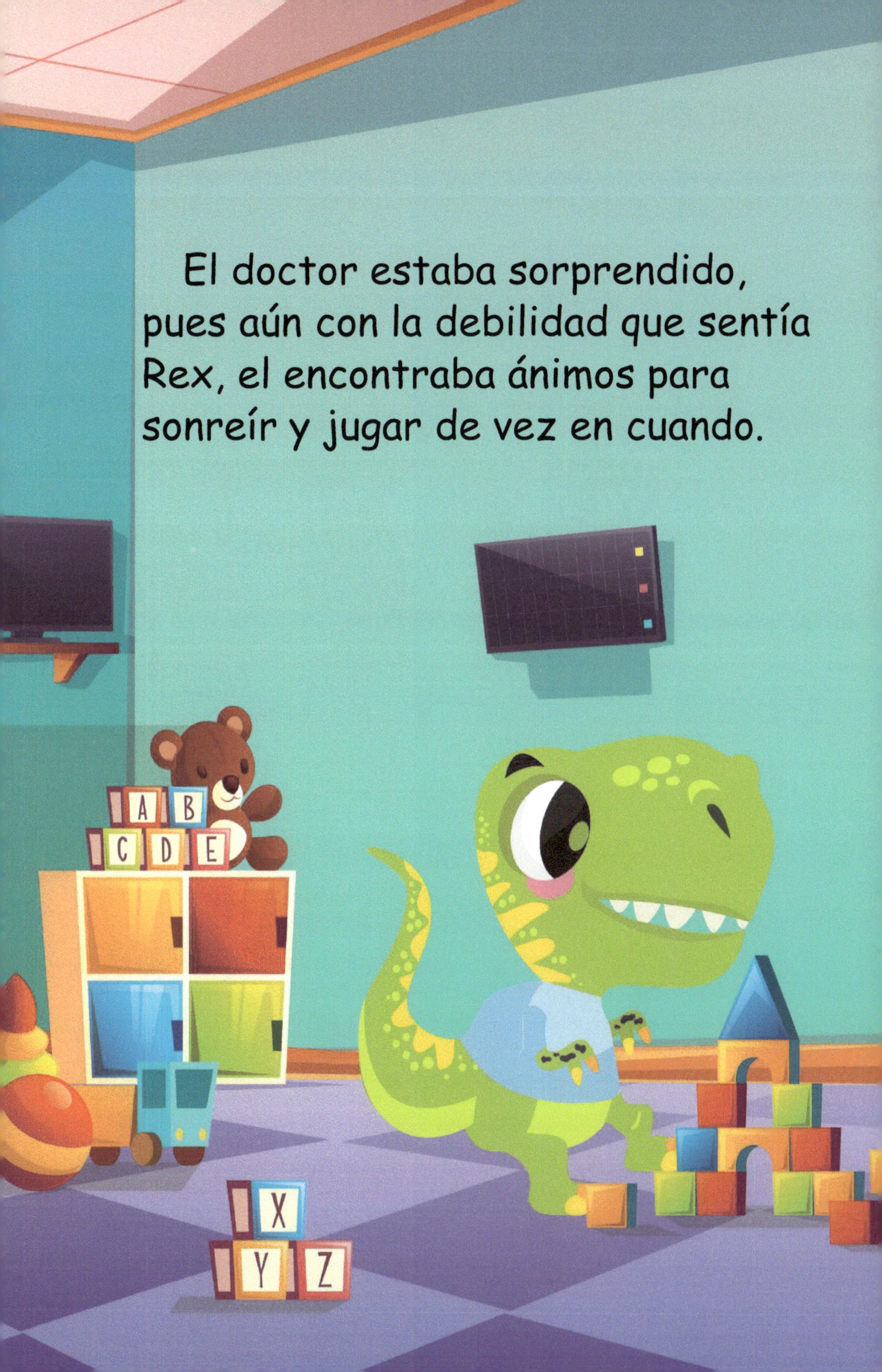

El doctor estaba sorprendido, pues aún con la debilidad que sentía Rex, el encontraba ánimos para sonreír y jugar de vez en cuando.

En el hospital decidieron hacer una prueba más pues aún no lograban que se convirtiera en superhéroe. Lo llevarían a una cámara de radiación.

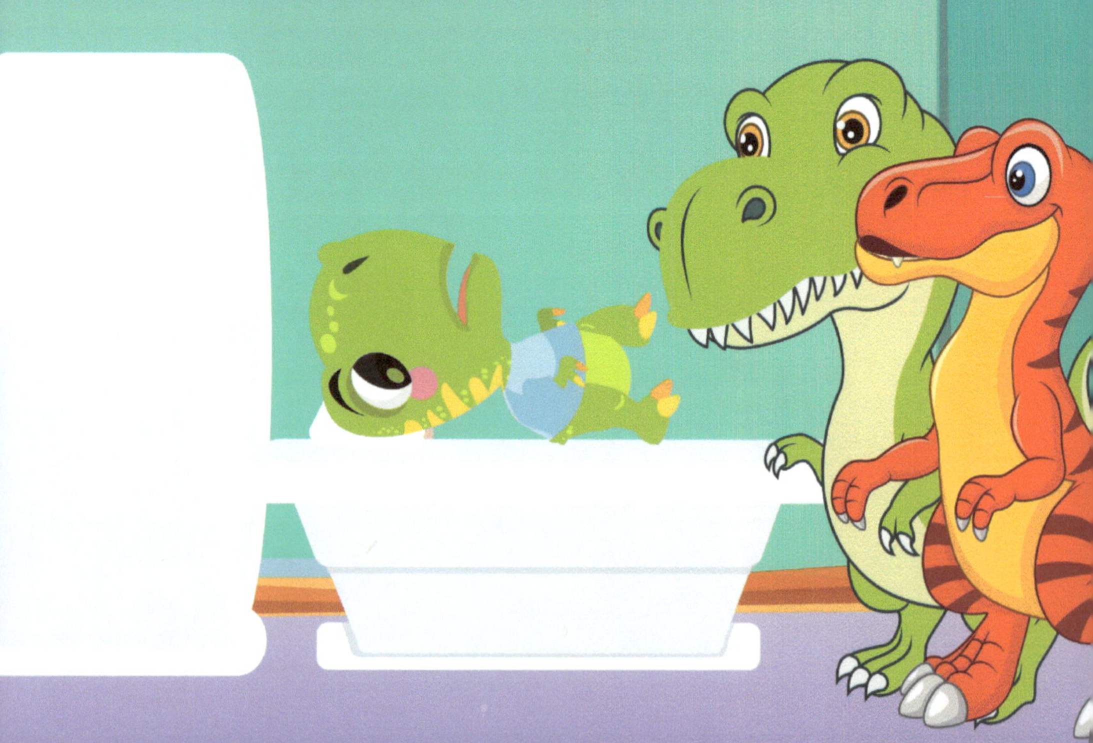

Algunas partes del cuerpo sintieron molestias, pero Rex permaneció fuerte y aunque su piel cambiaba de textura, el cada vez se hacía más fuerte y grande.

—Por fin te estás convirtiendo en el superhéroe —le dijo el doctor—. Hemos programado una cirugía para acelerar el proceso donde puedes adquirir todos tus súper poderes de manera instantánea.

Yo no quiero que me operen —suplicó Rex atemorizado.

—La valentía no es la fuerza que tiene un superhéroe, —le explicó el doctor —. Se trata de hacer lo correcto, incluso cuando tenemos temor.

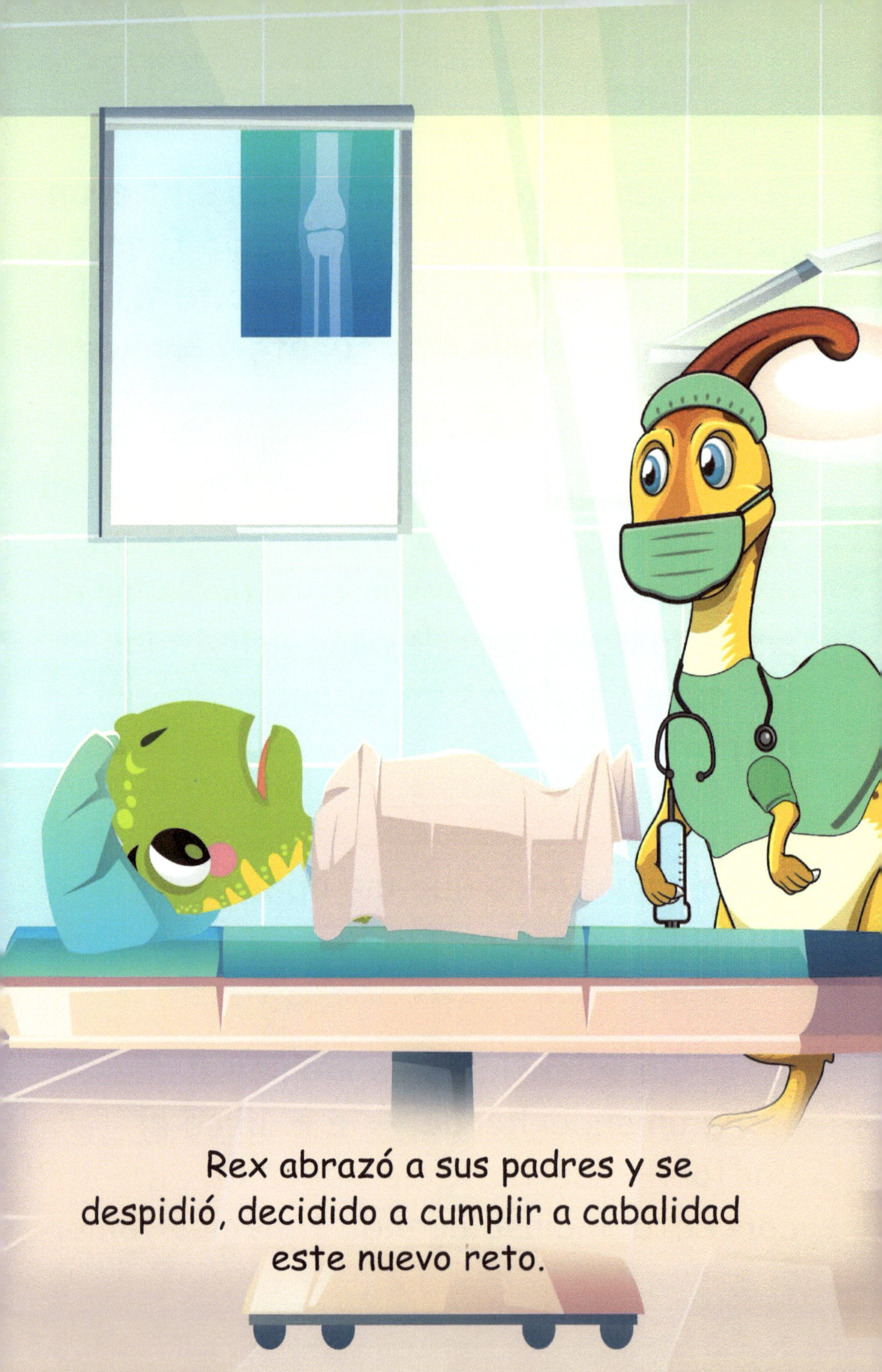

Rex abrazó a sus padres y se despidió, decidido a cumplir a cabalidad este nuevo reto.

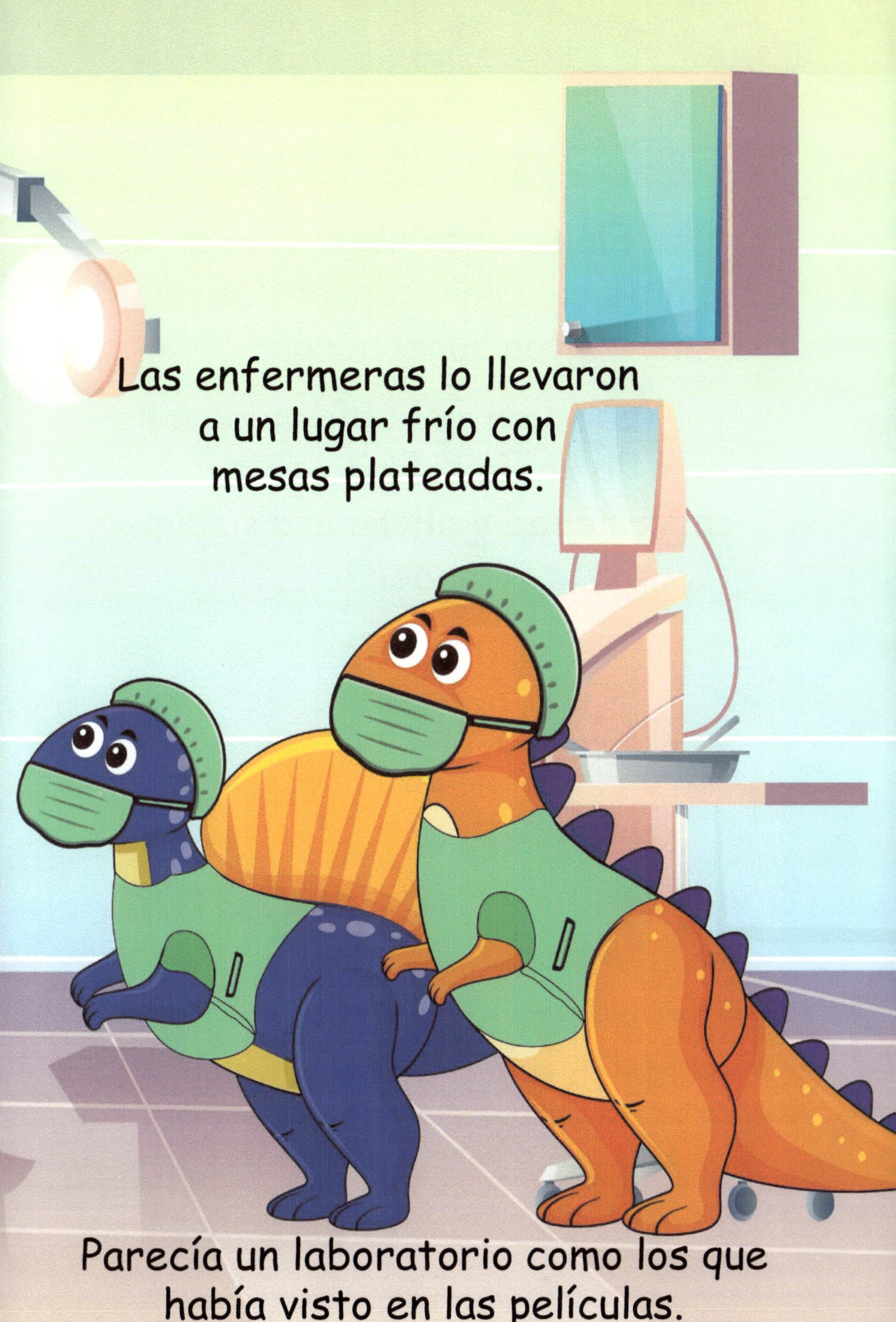
Las enfermeras lo llevaron
a un lugar frío con
mesas plateadas.
Parecía un laboratorio como los que
había visto en las películas.

Finalmente, Rex salió de la sala de cirugías, convertido en un gran superhéroe.

La valentía había sido quien lo había salvado de su enfermedad y ahora era su super poder.

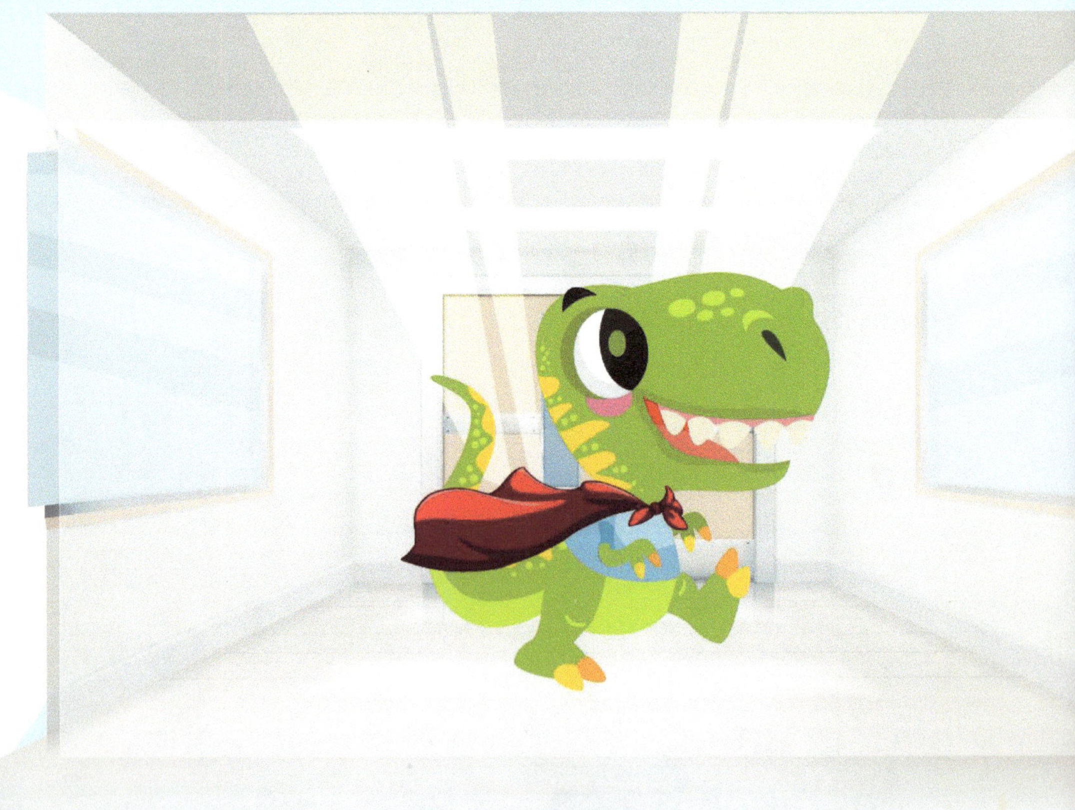

ES HORA DE COLOREAR

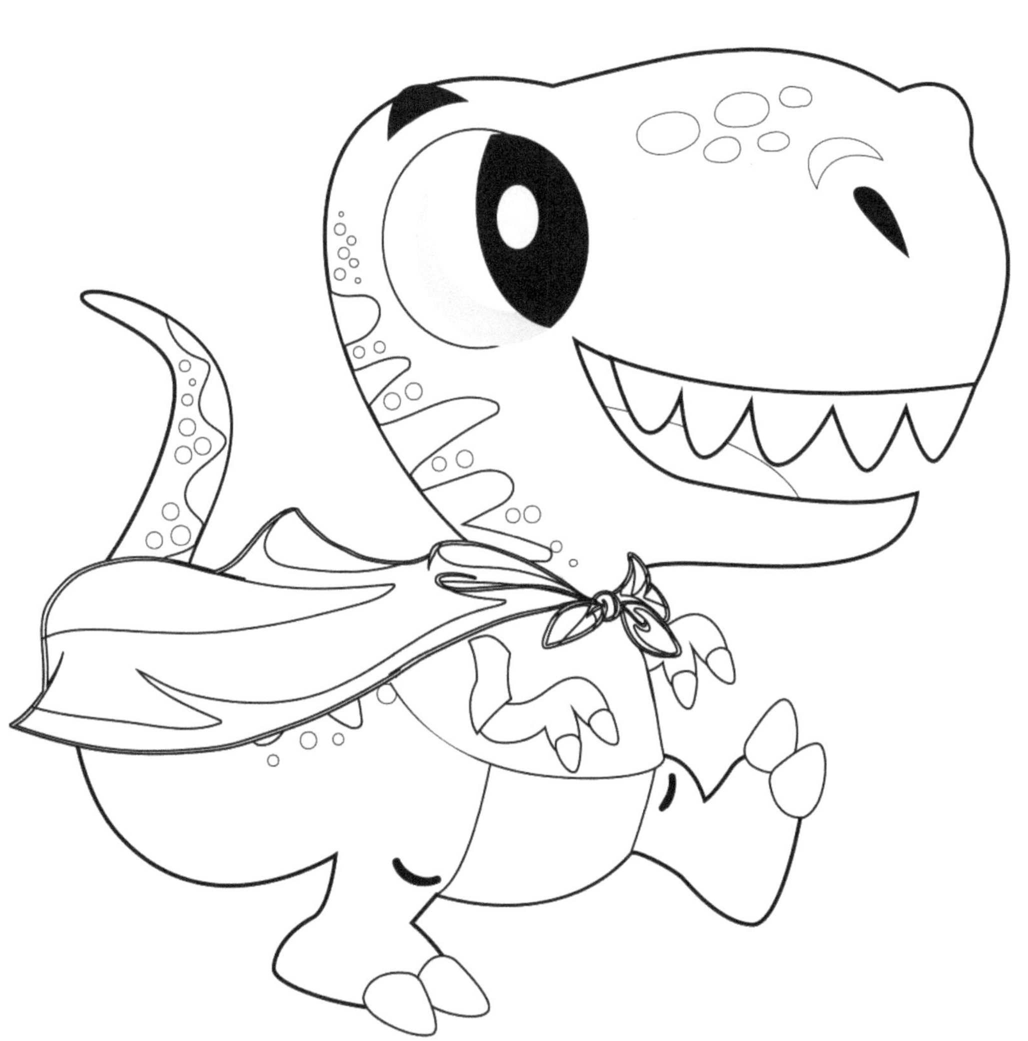

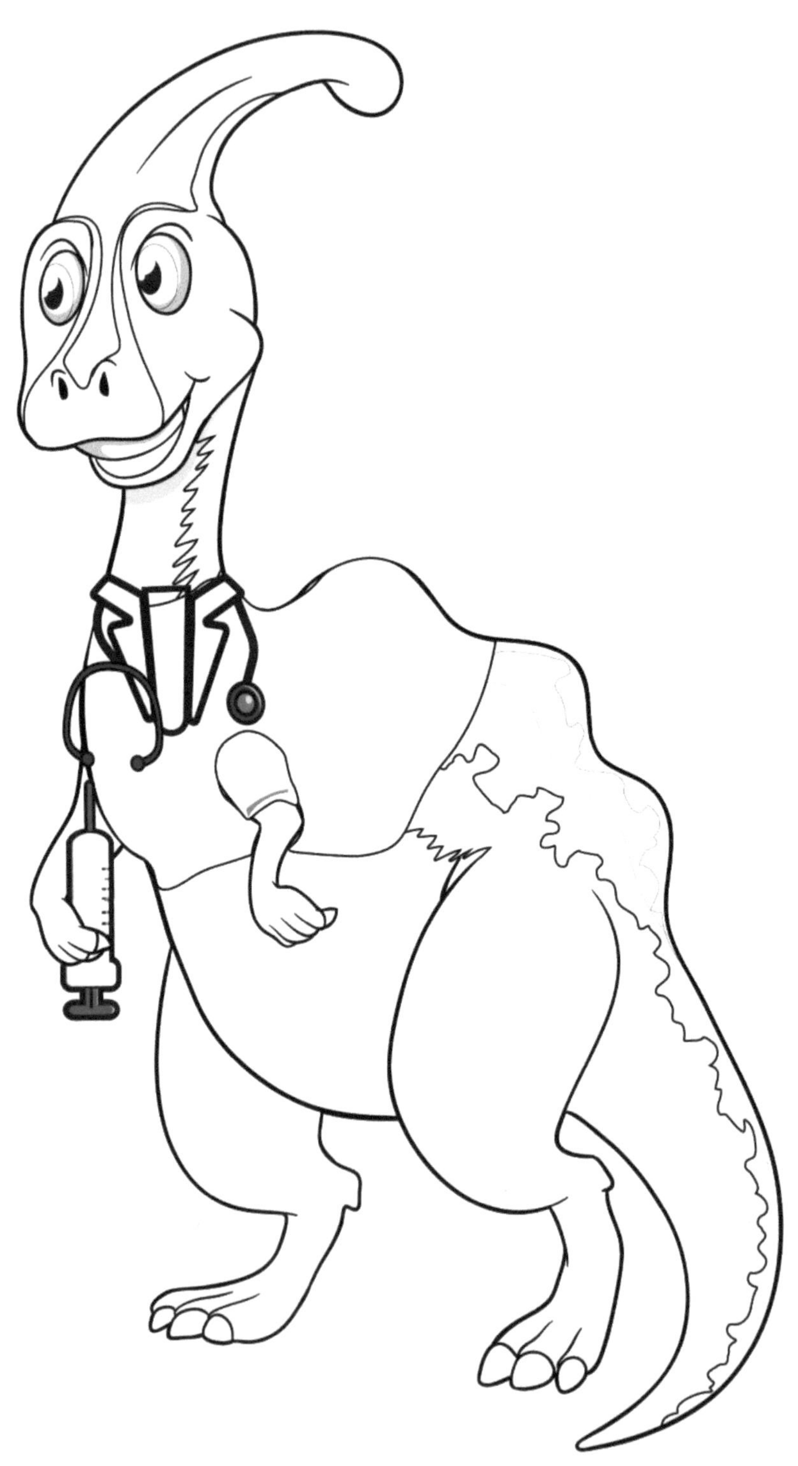

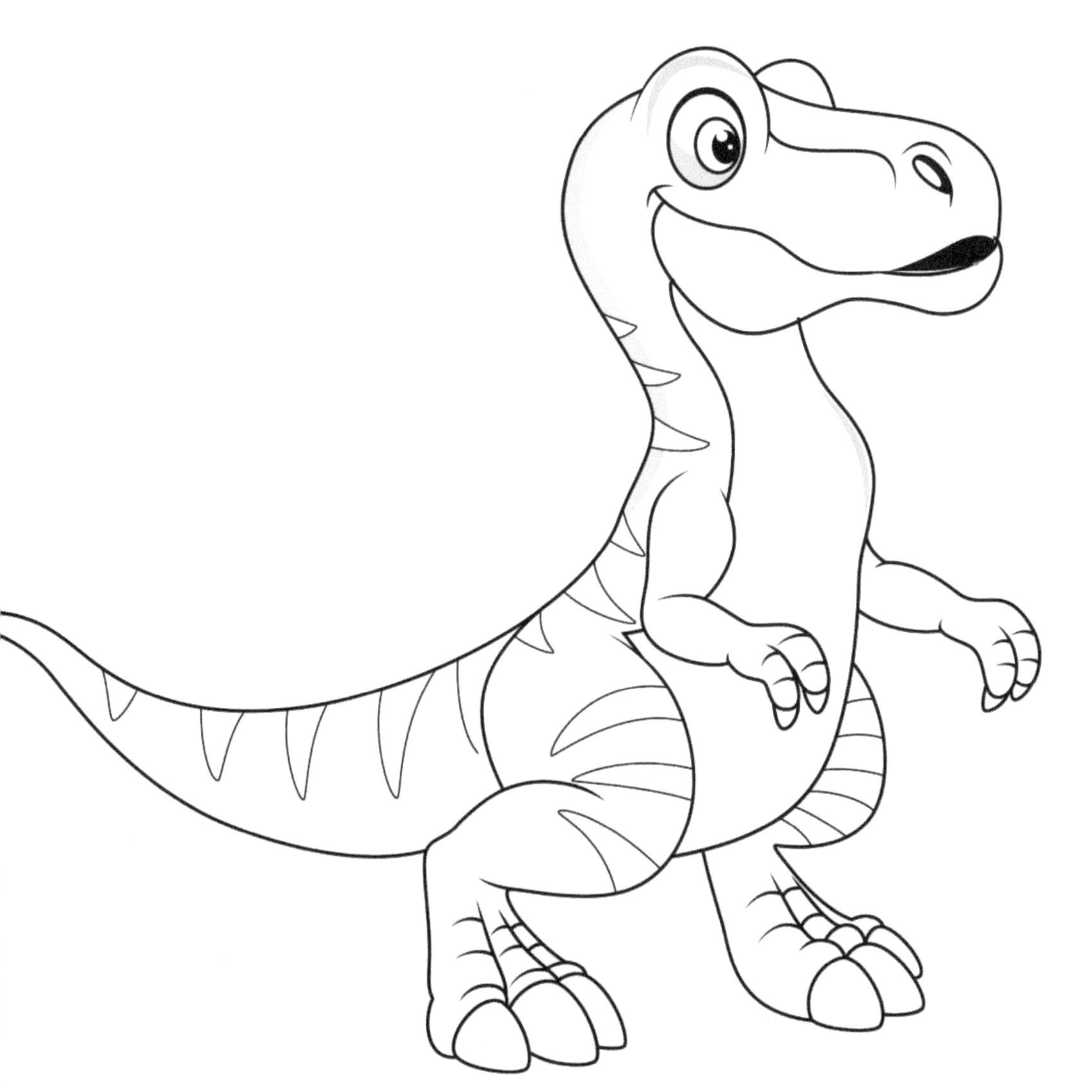

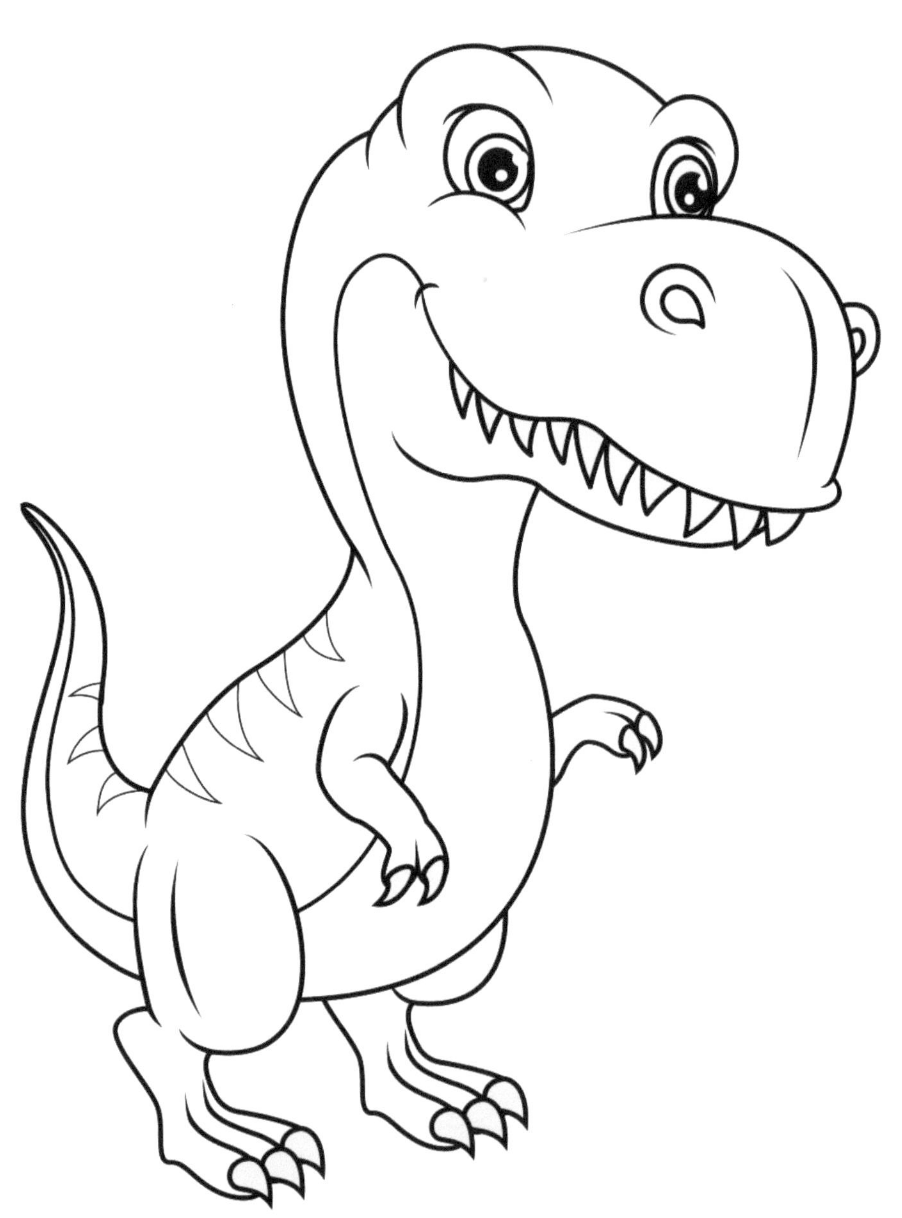

Otras historias de Rex

Un Gran Tiranosaurio

Rex era un dinosaurio que disfrutaba jugar fútbol, montar en bicicleta y saltar las escaleras. Un día Rex amaneció decidido a que esto no era suficiente. Apenas era un pequeño dinosaurio, lo cual no le parecía tan grandioso,

—¿Para dónde vas? —le preguntó Estela, su vecina, cuando vio a Rex salir entusiasmado de su casa.

—Voy para el bosque. ¿Me acompañas?

Ella accedió. En el camino, Rex le contó su nuevo plan.

—Yo quiero ser un gran Tiranosaurio Rex.

—¿Cuál es el plan? —preguntó Estela.

—Intentaré cazar mi propio cocodrilo.

Esta historia continuará.

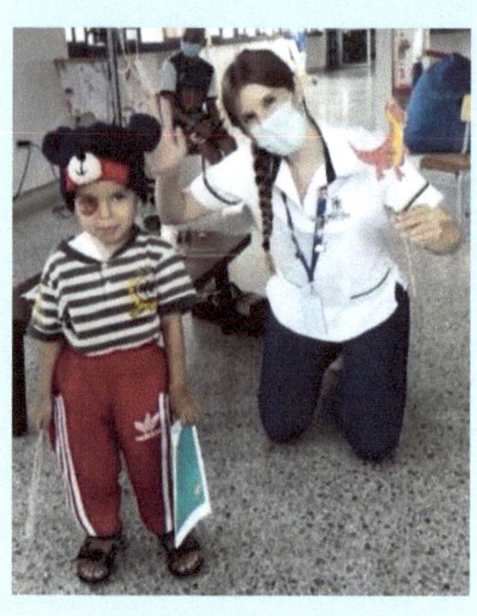

Esta historia es la de un pequeño dinosaurio quien sobrevivió a una enfermedad convirtiéndose en un gran superhéroe. Para conocer más sobre Rex y todas sus travesuras sigue a @KatishMira y @fundacionamigosfoscal en las redes sociales.

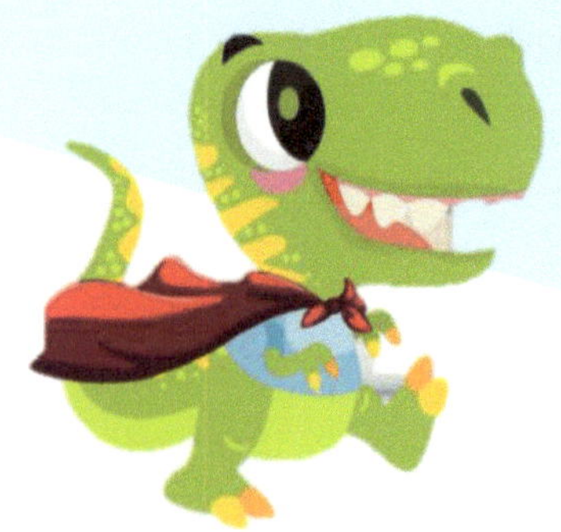

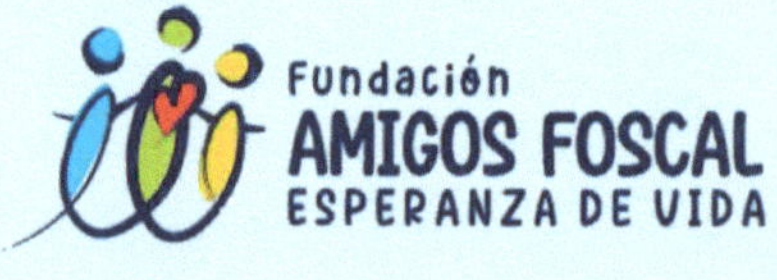

www.ingramcontent.com/pod-product-compliance
Lightning Source LLC
LaVergne TN
LVHW021349160826
845679LV00008B/1547

* 9 7 8 9 5 8 4 9 8 3 5 9 6 *